DES COMPLICATIONS

DES

MALADIES VARIOLEUSES

PAR

CHARLES MÉNÉCIER,

DOCTEUR EN MÉDECINE.

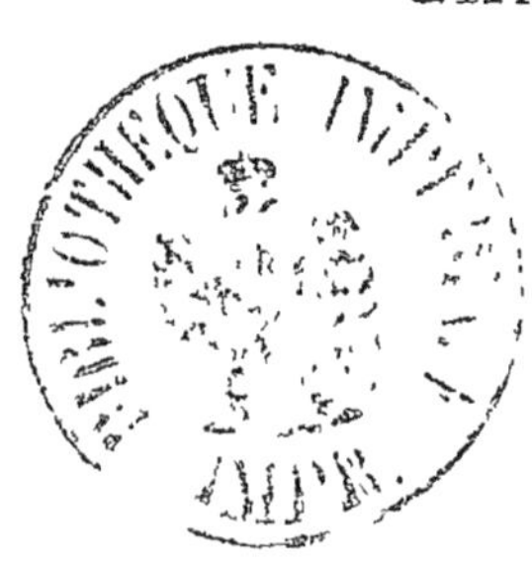

MONTPELLIER

JEAN MARTEL AINÉ, IMPRIMEUR DE LA FACULTÉ DE MÉDECINE,

RUE DE LA CANABASSERIE 2, PRÈS DE LA PRÉFECTURE.

1861

A MON PÈRE et A MA MÈRE.

Faible témoignage de mon amour filial.

A TOUS MES PARENTS.

A mes Amis.

C. MÉNÉCIER.

A MONSIEUR

LE PROFESSEUR **ALQUIÉ**,

PROFESSEUR DE CLINIQUE CHIRURGICALE A LA FACULTÉ
DE MÉDECINE DE MONTPELLIER,

CHIRURGIEN EN CHEF DE L'HÔTEL DIEU SAINT ÉLOI,

LAURÉAT DE L'ACADÉMIE DE MÉDECINE DE PARIS, MEMBRE DE
LA SOCIÉTÉ DE CHIRURGIE DE PARIS, DE L'ACADÉMIE
DE MÉDECINE D'ATHÈNES, ETC.

Faible tribut de reconnaissance.

C. MENÉCIER.

A mon Ami

COULON (GUILLAUME),

CHIRURGIEN CHEF INTERNE DES HÔPITAUX DE MONTPELLIER.

Amitié inaltérable.

C. MÉNÉCIER.

AVANT-PROPOS.

Appelé au traitement des maladies si mul tiples dont l'humanité est affligée, le médecin doit faire une étude spéciale de celles qui se présenteront nombreuses et fréquentes à son observation, et des circonstances particulières qu'elles pourront offrir. Nous avons pensé suivre cette règle, en soumettant à l'approbation de nos Maîtres ces considérations sur les *complications des maladies varioleuses* les plus dangereuses.

Quelques cas de variole maligne ont vivement impressionné tout récemment la population Marseillaise, au sein de laquelle nous devons exercer la médecine. Disséminée dans plusieurs quartiers, la gravité de la fièvre éruptive actuelle est très variable. Des familles, même les plus aisées, ont vu cette maladie faire des vides cruels au milieu d'elles ; chez d'autres, ses atteintes sont isolées et souvent très bénignes. Le nombre relativement faible des cas observés permet de croire que la maladie ne prendra pas une extension trop générale. Malgré cet heureux espoir, les praticiens doivent se tenir en garde contre la possibilité d'une complication maligne, analogue à celle qui fut constatée pendant l'épidémie de variole de 1828, et qui subsiste toujours; menace latente et redoutable pour toutes les épidémies de la métropole commerciale de la Méditerranée.

Nous ne pouvons, par simple ouï dire, ex poser ici l'histoire de l'épidémie actuelle; elle ne nous est guère connue quc par nos con versations avec quelques médecins de Marseille. Sur le point d'entrer dans la carrière, il nous a paru utile d'étudier les complications vario liques en général, afin de trouver dans cette étude des sujets d'inspiration pratique, par rapport à celles qui règnent actuellement dans cette grande cité.

Les difficultés du sujet auraient peut être dû nous faire hésiter. Il n'est pas toujours aisé aux esprits ordinaires, suivant la remarque de Zimmermann, de démêler les uns avec les autres les divers phénomènes d'une maladie.

Si on veut les embrasser tous d'un même coup d'œil, on reste parfois dans un trouble pénible; si l'attention est vivement appelée sur un fait saillant, on risque de négliger les autres.

Puissions nous, dans ces pages imparfaites, avoir évité ce double écueil! Puissions nous surtout avoir été guidé par nos souvenirs des leçons cliniques et théoriques de cette École, et obtenir ainsi la bienveillance de nos Maîtres!

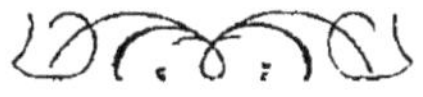

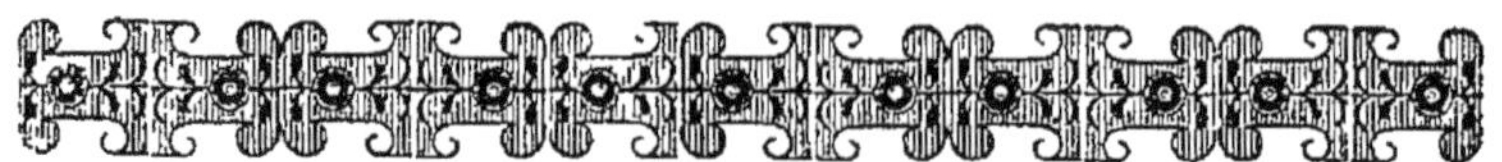

DES COMPLICATIONS

DES

MALADIES VARIOLEUSES.

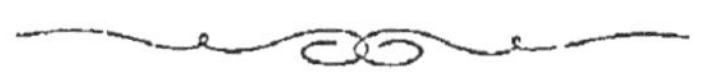

La variole proprement dite offre les complications les plus fréquentes et les plus graves. L'intensité de la fièvre et la confluence de l'exanthème nous expliquent suffisamment combien elles doivent y être redoutables. Mais cet appareil symptomatique peut aussi n'être pas en raison directe du danger. On sait bien que la varioloïde et la varicelle peuvent, malgré leur bénignité apparente, revêtir le caractère le plus fâcheux. La vaccine elle même, dont quelques rares et aveugles détracteurs voudraient repousser aujourd'hui la salu taire influence, s'accompagne parfois de symptômes locaux et généraux, sinon graves, du moins assez nettement accusés pour légitimer une thérapeutique active. Nous sommes donc fondé à étudier après les complications de la variole celles des maladies de son groupe.

Un mot sur la complication en général doit précéder notre étude spéciale des complications varioliques.

QU'EST-CE QUE LA COMPLICATION ?

Au point de vue clinique, la complication est un fait général existant dans les maladies internes et dans les maladies chirurgicales proprement dites ; de plus, elle montre combien est arbitraire et purement théorique cette division des maladies.

La complication et la simple coïncidence ne doivent pas être confondues. Un malade souffrant d'une ophthalmie, quelle qu'en soit la nature, est subitement atteint d'une lésion traumatique légère, telle que : une plaie ou une contusion superficielle, d'une douleur névralgique passagère due à une émotion morale ou à un refroidissement, d'une colique intestinale peu intense causée par la digestion pénible d'un repas trop copieux ou d'un aliment trop excitant. Si l'ophthalmie n'est pas modifiée dans sa marche, si aucune modification favorable ou désavantageuse ne démontre un rapport réel entre les deux maladies, nous ne pouvons pas dire qu'il y a complication : ce ne sera qu'une simple *coïncidence* de deux états morbides indépendants.

Considérons une fièvre catarrhale gastrique, franche et évoluant normalement : toutes les muqueuses sont envahies, la tête est lourde, les yeux larmoyants, les fosses nasales obstruées, la gorge rouge et enflammée, la poitrine en proie à une irritation dont le caractère de la toux donne la mesure, l'estomac lourd et dou loureux, la bouche pâteuse, la langue saburrale. La pyrexie continue rémittente, offre des exacerbations nocturnes disparaissant au point du jour. Voilà un exemple de maladie *composée*, au moins quant aux diverses manifestations locales : coryza, ophthalmie, angine, bronchite, pleuropneumonie, etc., qui ré clament chacune un traitement spécial, tout en étant modifiées heureusement par la thérapeutique affective adressée à l'ensemble des symptômes, et qui est constituée principalement par l'usage des éméto-cathartiques et des sudorifiques.

Le mixte pathologique lui même n'est il pas formé de l'association de la fièvre catarrhale et de la fièvre gastrique, et la dualité du traitement n'indique t elle pas la dualité d'affection? Après les premiers moyens thérapeutiques employés, l'acte pathologique ne change pas subitement de caractère; fidèle à son principe, il finit tel qu'il a commencé. Nous supposons le cas où les deux affections et les localisations nombreuses qui en dépendent n'exercent l'une sur l'autre aucune influence; sans cela on ne pourrait donner à la série de ces actes morbides le nom de *maladie composée*.

Il n'est pas de médecin qui n'ait eu à traiter des hémorrhoïdes. Leur apparition est souvent annoncée par une série de phénomènes généraux et locaux, bien décrits par Pinel dans sa *Nosographie philoso phique*. Le dos et les lombes sont le siége de légères horripilations, les extrémités inférieures s'engour dissent; le pouls est dur et serré, le visage pâle, les yeux cernés et plombés, la bouche sèche, les urines rares et claires; l'estomac s'en va, suivant l'expression vulgaire; les intestins sont distendus par des flatuosités; il y a envie fréquente d'uriner et d'aller à la selle, sen timent d'une sorte de pression depuis l'anus jusqu'au périnée, quelquefois avec écoulement du mucosités blanchâtres qui constitue une espèce de leucorrhée anale [1]. Ce mouvement fluxionnaire détermine l'ap parition des ampoules veineuses de la muqueuse du rectum; il peut quelquefois manquer, mais il appar tient en propre à l'affection hémorrhoïdaire complète. Si nous remarquons que les hémorrhoïdes s'observent habituellement chez les individus à tempérament sanguin, qu'on les voit aussi apparaître spontanément lorsqu'un organe important est menacé de fluxion sanguine, qu'on cherche à les rappeler quand elles font défaut en pareille occurrence, nous concevons aisément que, dégagées de toute association défavorable, d'écoulement surabondant, de douleur ou de mouvement

[1] Nosographie philosophique, art. 2.

fébrile exagérés, elles sont un phénomène critique dont le malade et le praticien doivent se louer, une *crise* en un mot, c'est-à-dire un accident favorable, spontané ou provoqué, survenu dans le cours d'une maladie. On étend quelquefois le nom de crise à tout changement pathologique funeste ou salutaire : mieux vaut le réserver aux modifications heureuses.

Les coïncidences morbides, les maladies composées, les crises, diffèrent de la *complication*. On désigne par ce mot toute influence fâcheuse ajoutée à une maladie quelconque ; cette association funeste aggrave le pro nostic, altère le type, modifie profondément la thérapeutique. Les exemples fourmillent dans la pratique quotidienne et appellent à tout instant l'attention la plus sérieuse du médecin. Une pneumonie a suivi pendant quelques jours une marche régulière ; tout-à-coup, sous l'influence d'un refroidissement ou d'un écart de régime, ou même sans cause facilement appréciable, l'expectoration se supprime, la peau devient aride, la face livide, et un bruyant délire apparaît. C'est là une complication aussi grave que fréquente qui oblige l'homme de l'art à changer subitement de moyens.

Un homme depuis long temps en proie à une lésion organique de l'estomac présente, entre autres symptômes, des vomissements continuels. Il contracte une affection paludéenne qui vient ajouter ses paroxysmes périodiques à la fièvre hectique qui le mine déjà. Sans contredit, les deux maladies réagiront l'une sur l'autre, augmenteront la faiblesse et même la formation du tissu cancéreux. On a bien prétendu que quelques maladies graves produisaient une incompatibilité avec des états morbides nouveaux : cette assertion, trop peu vérifiée, ne saurait s'appliquer au cancer. En outre, dans le cas que nous supposons, une complication thérapeutique spéciale aggrave la situation. Ces vomissements chroniques de l'estomac comportent peu l'emploi régulier des préparations de quinquina et du sulfate de quinine. Une autre voie doit être choisie pour leur ingestion, et les doses devront être accrues pour arriver à la même efficacité thérapeutique.

L'aménorrhée et la chlorose s'observeront sur une jeune fille tuberculeuse. Pourra t-on la soumettre, d'après l'indication commune, aux préparations martiales, sans songer à l'éréthisme fébrile, à l'excitation générale, à l'hémoptysie même que les préparations martiales pourront produire chez elle? Ne doit on pas modifier le traitement de la complication chlorotique d'après le degré de la phthisie, l'état des forces, le tempérament du sujet et la nature de la fièvre pulmonaire ?

Dans le domaine de la pathologie externe, les complications sont tout aussi nombreuses. La consolidation d'une fracture est entravée par l'état du foyer, par la présence d'esquilles irritantes, non réduites ou non extraites, par l'excès d'inflammation locale, enfin, par la coïncidence d'une fièvre de mauvais caractère qui diminue la force plastique de l'individu. Cette complication sévit surtout dans les grands établissements hospitaliers; elle est due à l'encombrement, au voisinage des salles renfermant des malades atteints de typhus, en un mot, à la réunion de mauvaises conditions hygiéniques. Les solutions de continuité des parties molles, non seulement ne se réunissent pas, mais sont de plus le siège d'ulcérations phagédéniques et de pourriture d'hôpital Les suppurations tendent à devenir diffuses et intarissables. La fièvre intermittente s'associe à tous ces désordres, et les lésions chirurgicales peuvent, sous son influence, revêtir un caractère périodique, c'est à dire grandir et s'accroître d'une manière sensible à l'heure des paroxysmes, après être restée dans leur intervalle relativement stationnaire. Chez quelques sujets fatalement disposés, ces complications peuvent être observées même à l'état sporadique. Comme nous le disions un peu plus haut, elles démontrent l'unité clinique de la pathologie et la nécessité pour le chirurgien de posséder les connaissances médicales les plus complètes.

Après ces quelques mots destinés à éclaircir la notion des complications en général, nous pouvons entrer en matière, et étudier les principales de celles qu'on rencontre dans les maladies varioleuses.

IDÉE GÉNÉRALE DES COMPLICATIONS VARIOLEUSES, ET DE LEUR PATHOGÉNIE.

Parmi les maladies qui réclament l'assiduité la plus attentive du praticien, la variole occupe une place d'élite. Tout est grave en elle : la fièvre, l'éruption, les conséquences. La fièvre peut acquérir un degré d'intensité bien suffisant pour épuiser déjà le malade. L'éruption transforme l'organisme entier, et spécialement le système tégumentaire, en un immense appareil de sécrétion purulente. Les suites peuvent être aussi dangereuses que la maladie elle-même; la vue et l'ouïe peuvent périr; des tumeurs articulaires chroniques apparaissent, soit lentement, avec le cortége de douleurs sourdes et de désorganisations progressives propres aux lésions osseuses, soit avec une intolérable acuité. Des abcès multiples se forment dans toutes les parties du corps, et le malade peut présenter les symptômes de l'infection purulente; l'éclosion des diathèses est accélérée, et une tuberculisation, long-temps latente, marche tout d'un coup d'un pas rapide et effrayant. Le retour naturel de la sensibilité et de la motilité est souvent enrayé par des paralysies chroniques longues à disparaître et difficiles à traiter; il n'est pas jusqu'au trouble temporaire ou durable des fonctions de l'intelligence, qui ne puisse figurer parmi les conséquences de la variole normale.

Les varioles anormales sont douées, on le conçoit facilement, d'une gravité non moins grande, susceptible d'amener la plus funeste issue pendant la durée même de la maladie, sans préjudice des conséquences qui peuvent être tout aussi redoutables. Irrégularité de la fièvre et de l'éruption, lenteur dans celle ci; association fréquente à un état adynamique, ataxique ou pétéchial, association plus rare à un état inflammatoire : telles sont les principales complications de la variole qu'on pourrait appeler intrinsèques, et qui sont, à proprement parler, des anomalies.

Nous rangeons parmi les complications extrinsèques les maladies indépendantes de la variole, dont l'individu est atteint en même temps, ou les phénomènes pathologiques intercurrents qui fournissent des motifs d'indication principale, bien qu'ils puissent, à la rigueur, être rattachés à la fièvre éruptive.

Un assez grand nombre de maladies ayant une existence propre et indépendante coexistent quelquefois sur le même individu en même temps que la variole. Les autres fièvres éruptives ou exanthématiques et les autres états spécifiques tiennent, à ce point de vue, le premier rang. Les complications rubéoliques, scarlatineuses et érysipélateuses, ont été simultanément observées. «Il ne serait peut-être pas impossible, disent MM. Trousseau et Pidoux, de voir réunies sur le même individu, quoique parfaitement indépendantes les unes des autres, comme des fleurs et des fruits distincts entés sur le même arbre, toutes les maladies spécifiques de nos climats : la vaccine, la variole, la rougeole, la scarlatine, la syphilis, la morve aiguë, la gale, la rage et peut-être la pustule maligne. «Ce groupement n'a, sans doute, jamais été observé; mais on le conçoit par la pensée, et cela suffit à notre objet. Il est commun de les voir coexister deux à deux. Le journal *l'Esculape* rapporte, dans son numéro du 5 décembre 1840, un cas de variole, de scarlatine et de rougeole simultanément et exactement reconnaissables chacune à leurs signes spécifiques et à leur marche particulière. Or, on peut très bien admettre que le sujet eût été affecté en même temps de gale et de syphilis, et que, vacciné postérieurement à la formation de la diathèse variolique, il ait vu l'éruption vaccinale venir s'ajouter chez lui avec trois autres exanthèmes fébriles [1]. »

Outre les états spécifiques dont l'évolution simultanée sur un sujet varioleux offre un phénomène pathologique des plus intéressants, un grand nombre de maladies spéciales peuvent aussi compliquer la situation. Nous avons déjà signalé le danger des ophthalmies et des otorrhées; mentionnons encore les angines, les affections gastriques bilieuses très-communes dans nos climats, les diarrhées tenaces

[1] Traité de thérap. et de matière médicales. Médicat. anti phlog., T. I.

qui entravent le travail excentrique de l'éruption. N'oublions pas surtout les maladies de l'encéphale et les fluxions thoraciques dont on doit toujours soupçonner la présence, dès que la marche de l'exanthème devient irrégulière. Deux pathogénies différentes existent pour les maladies encéphaliques et pectorales qui surviennent pendant le cours de la variole. La théorie de la rétrocession ou de la métastase ne doit pas toujours être invoquée; souvent les localisations vers la tête ou vers la poitrine font partie constituante de la maladie éruptive, qui produit une fluxion pneumonique ou encéphalique en même temps que l'éruption tégumentaire.

Les causes de ces complications se rapportent à l'idiosyncrasie et au tempérament de l'individu, à des influences extérieures; enfin, il faut bien l'avouer, elles peuvent dépendre de la thérapeutique.

L'idiosyncrasie et le tempérament de l'individu l'exposent à être spontanément atteint, pendant le cours d'une variole, de complications diverses : ataxiques, adynamiques, putrides, pétéchiales, phlogistiques même, dans quelques cas rares ou autres. Il est du reste évident que toute influence extérieure ne saurait être efficace, si le sujet n'était d'abord prédisposé. Ces apparitions spontanées d'actes pathologiques dont on ne peut expliquer la cause prochaine sans tomber dans le vague des hypothèses, nous rejettent sur la doctrine d'Hippocrate, et nous obligent encore à redire avec lui : Il y a dans les maladies quelque chose de divin , *inest in morbis quid divinum.*

Parmi les circonstances extérieures qui amènent les complications, l'influence épidémique joue le plus grand rôle. Les complications varioleuses reproduisent le caractère du génie de cette influence. Les écarts de régime, l'exposition du malade à un changement trop brusque de température, sans avoir, comme le génie épidémique, une influence générale, possèdent une efficacité très-active dans les cas particuliers.

Enfin, les complications peuvent dépendre d'une mauvaise, thérapeutique qui vient appliquer à une maladie dont nous ne connaissons pas la nature intime un traitement basé sur les vagues données de théories incertaines. Avant de poser les indications thérapeutiques de la variole, que nul, mieux que lui, n'a su traiter, Sydenham a écrit les lignes suivantes, qui seraient presque irréprochables, sans la légère teinte d'humorisme qu'on y remarque et qui dépare trop souvent les écrits du grand praticien : «En quoi consiste essentiellement la petite-vérole? J'avoue que je n'en sais absolument rien, et je ne crois pas que personne soit mieux instruit que moi. Il me semble néanmoins qu'en examinant attentivement les symptômes dont nous avons fait mention, on peut juger qu'elle consiste essentiellement dans une inflammation du sang et des autres humeurs, *mais une inflammation d'une espèce différente* des autres inflammations, et que la nature cherche à dissiper en digérant et atténuant, pendant les deux ou trois premiers jours, les particules enflammées; ensuite, en les poussant à la superficie du corps, pour y former une infinité de petits abcès, au moyen desquels elle s'en débarrasse entièrement [1] »

Sydenham divise l'évolution variolique en deux périodes seulement, qui équivalent à la division plus multiple, mais non plus clinique, de la pathologie actuelle. La première période ou de *séparation* dure les trois ou quatre premiers jours de la maladie, est contemporaine de l'*ébullition fébrile* et compose le temps employé par la nature à diriger vers la superficie du corps, sous forme de pustules ou de petits abcès, l'humeur viciée qui corrompait le sang. Après ce tumulte, la nature reprend momentanément sa première tranquillité. Dans la période dite *d'expulsion*, l'organisme se débarrasse, sous forme de pus, des liquides séparés. L'expulsion demande beaucoup plus de temps que la séparation, car celle-ci s'exécute « dans un liquide qui est, pour ainsi dire, le foyer de la nature, et la seconde dans une partie dense et solide qui est éloignée de la source de la vie. » Les indications sont bien simples. La première consiste à tempérer le mouvement fébrile qui ne doit être ni violent ni trop faible, afin que la séparation ne se fasse ni trop promptement, ni trop lentement, ni imparfaitement. La

[1] Médecine pratique, édition de Baumes, T. I.

deuxième a pour but d'entretenir soigneusement les pustules «afin que, suppurant et se desséchant comme il faut, elles emportent entièrement la matière qu'elles contiennent.»

Il faut passer à Sydenham ses théories humorales, qui étaient à cette époque à l'ordre du jour, et dont il se servait comme d'un système provisoire pour appuyer ses indications. Quant à son traitement lui-même, il est encore suivi aujourd'hui, sinon dans son ensemble, du moins en grande partie. Comme les disciples exagèrent toujours les idées du maître, le point le moins vulnérable peut être de sa thérapeutique a été très-attaqué, et on a fait retomber sur cet homme illustre des attaques que certes il ne méritait pas: nous voulons parler de la *méthode rafraîchissante* que Sydenham a popularisée. Ce serait une grande erreur de croire qu'il l'appliquait dans tous les cas. L'emploi de cette méthode, du reste, ne pouvait avoir de dangers qu'exceptionnellement; car elle consistait à ne pas surcharger le malade de couvertures, à ne pas lui faire toujours ingérer des cordiaux et des excitants, sous le prétexte de pousser à l'éruption, mais à le couvrir modérément pendant les premiers jours de la maladie; à permettre la déambulation, des tisanes alimentaires, et même quelques légers aliments proprement dits. Quant aux saignées, Sydenham les employait avec la plus grande réserve, et seulement pour prévenir la variole confluente; il les faisait assez souvent suivre d'un vomitif pour supprimer l'inflammation de l'estomac que nous appelons avec plus de raison aujourd'hui affection gastrique bilieuse. Que si la saison était rigoureuse, il savait bien, dès le début de la maladie, exiger le séjour continuel au lit. Quant aux varioles hémorrhagiques, il en prévenait souvent l'apparition, en ajoutant à sa tisane, qui était habituellement de la petite bière, une certaine quantité d'acide sulfurique. Il interdisait les purgatifs dans le décours de la maladie, mais les prescrivait à la fin de la période de desquamation, afin d'épuiser, autant que possible, par les selles et les évacuations alvines les dispositions purulentes de l'organisme. Il y aurait peut être quelques réserves à émettre sur l'abus qu'il faisait du laudanum pour apaiser les accidents nerveux et le délire. Nous craindrions aujourd'hui que les opiacés n'enrayassent la liberté de l'éruption.

Ce traitement si méthodique, qui excite presque l'enthousiasme de M. Trousseau, n'est il pas encore suivi aujourd'hui, sauf de légères modifications? Ne doit il pas obtenir la préférence sur la *méthode échauffante* de Morton, trop affectionnée encore dans les classes inférieures, et même quelquefois dans les classes plus aisées et intelligentes?

En chargeant le malade de couvertures épaisses et nombreuses, en le tenant enfermé dans une chambre chaude où l'on craint même de renouveler l'air, on croit favoriser l'éruption et arriver par là à une crise salutaire. Erreur profonde ! la nature ne souffre pas violence. Cette poussée de serre chaude fatigue énormément le malade, augmente souvent le nombre des boutons, en précipite l'apparition, entraîne des sueurs colliquatives, supprime des forces nécessaires pour la fin de la course morbide. Mieux vaut s'en tenir aux sages conseils de Sydenham, en se gardant, toutefois, de les suivre d'une manière exclusive, mais en les modifiant suivant les cas particuliers, comme il le faisait si bien lui-même.

Si des complications surviennent, le médecin aura la satisfaction de ne pas y avoir contribué par un traitement irrationnel, comme le font quelquefois ceux qui saignent, qui font vomir, qui purgent, sans tenir compte du tempérament du sujet et de la période de la fièvre. Une saignée inopportune peut amener rapidement la mort. Administré au début de la maladie, un émétique favorise l'éruption; prescrit au début de la suppuration, il peut briser le mouvement excentrique, amener des congestions internes, tuer même par la prostration qu'il entraîne. Prescrit avant la dernière période, un purgatif est susceptible des faits analogues; administré en temps convenable, il juge la maladie et facilite la convalescence.

ÉTUDE SPECIALE DES COMPLICATIONS.

Les principales complications de la variole seront énumérées en premier lieu d'une manière spéciale; ensuite quelques mots sur celles de la varioloïde et de la varicelle précèderont leur traitement commun. Une analyse des récents travaux sur les complications de la vaccine terminera la thèse.

COMPLICATIONS DE LA VARIOLE.

On peut les diviser en trois paragraphes, suivant qu'elles ont trait :

1° A la fièvre,

2° A l'éruption,

3° A l'examen des phénomènes pathologiques se montrant simultanément sur l'individu.

1° *Complications de la fièvre.* Ne nous bornons pas à ne voir dans la fièvre que les variations du pouls et de la température; rangeons parmi ses caractères, tous les phénomènes synergiques qui signalent le tumulte de l'organisme, coopèrent à l'éruption, annoncent la suppuration, et ne se calment que lorsque la maladie a accompli tous ses stades.

Le malade, en proie à une inquiétude vague et inexprimable, ressent des douleurs à prompt retour dans la tête, les membres, et surtout la région lombaire.

Des frissonnements, suivis d'une chaleur vive, parcourent tout le corps. La soif devient intense, et s'accompagne de nausées, de vomituritions, de vomissements et de douleurs à l'épigastre; il y a stupeur et somnolence. La fièvre, proprement dite, se déclare et revêt les caractères d'une continue rémittente catarrhale, c'est à-dire que les exacerbations se calment le matin pour recommencer dans l'après-midi ou dans la soirée. Elles cessent quelquefois un peu avant l'éruption, mais persistent, plus souvent, jusqu'à son accomplissement. Quelquefois elles font complètement ou presque complètement défaut: le pouls se maintient dans un uniforme état de force et d'ampleur, et les urines sont rouges et chargées. Ces symptômes, d'après Borsieri, sont l'indice d'une nature puissante.

Après l'établissement de l'éruption, le paroxysme se modère et semble presque avoir entièrement disparu; mais il recommence, du septième au neuvième jour de la maladie, avec une nouvelle intensité, et présente de nouveau les exacerbations nocturnes. Les malades se réveillent la nuit après un court sommeil, poussent des cris, se retournent en tous sens dans leur lit, tant est violent l'ébranlement fébrile. L'esprit est inquiet; le corps agité ressent une sensation de chaleur interne et externe. Le repos complet de l'organisme doit suivre la période de desquamation, et la fièvre s'éteint complètement, à moins qu'une complication nouvelle ne surgisse.

Tel est, en résumé, d'après l'illustre Borsieri, le paroxysme fébrile d'une variole régulière.

On peut, parmi ses altérations, décrire les suivantes: son absence, son insuffisance, son trop d'in tensité, son irrégularité.

L'absence de la fièvre dans la variole est le cas le plus rare, l'organisme n'accomplissant, pour ainsi dire jamais, sans un certain effort, des actions pathologiques ou même physiologiques beaucoup moins violentes. Malgré leur rareté, des faits de ce genre sont cependant incontestables. Sans remonter à ceux cités par les anciens auteurs, nous nous bornerons aux cas suivants, dont nous acceptons toute l'authenticité.

M. le professeur Jaumes dit avoir vu des varioloides sans fièvre préalable et sans nul dommage pour le ma lade. Le même professeur a rapporté, d'après M. le professeur Benoît, le fait suivant, qui est d'un extrême intérêt :

Pendant une épidémie de petite vérole qui sévissait à Montpellier, un jeune garçon bien portant fit une chute sur un escalier. Une violente émotion morale fut la conséquence de l'accident. Le soir, tout le corps du malade fut couvert de petits boutons, lesquels présentèrent les caractères d'une éruption variolique, qui n'eut aucune suite fâcheuse[1]. Peut-on admettre

[1] Ed. Batigne, *Des complications* (thèse de concours), 1860.

que la perturbation morale ait remplacé la fièvre? Nous l'ignorons ; mais ce fait n'en est pas moins un des plus curieux que l'on connaisse. Dans plusieurs cas d'éruption variolique sans fièvre cités par divers auteurs, il est probable que le plus d'intensité du mouvement fébrile a pu le laisser passer inaperçu.

La réalité de l'insuffisance des paroxysmes ne soulève aucun doute. On voit fréquemment la fièvre diminuer ou même s'arrêter tout à fait, au grand détriment du malade. C'est là un point sur lequel le praticien doit veiller avec le plus grand soin. Des personnes étrangères à la médecine pourraient considérer comme favorable la diminution ou la disparition de la fièvre. L'homme de l'art n'oubliera pas qu'elle est nécessaire à la régularité de l'éruption, et que, s'il faut craindre son excès, il ne faut pas moins redouter son insuffisance.

La trop grande intensité de la fièvre, funeste effet de l'adoption exclusive de la méthode de Morton, a pour tendance d'accélérer les périodes et de forcer la nature, toutes choses qui doivent être évitées. Outre la diaphorèse colliquative, la céphalalgie violente, l'épuisement prématuré des forces, la possibilité même de faire avorter l'éruption qu'elle semblait, au contraire, devoir exciter, il est à craindre qu'amenant une diathèse fluxionnaire générale avant l'époque où la fluxion doit s'opérer sur le système tégumentaire, elle ne produise la congestion de quelque viscère, et ne soit ainsi la cause d'un double péril : d'une part, la perturbation générale de la maladie et l'irrégularité de l'éruption ; d'autre part, une lésion d'un organe interne assez important pour devenir elle-même source d'indication principale.

L'irrégularité de la fièvre a des conséquences tout aussi sérieuses, entrave encore plus le cours de la maladie et constitue souvent un phénomène d'ataxie et de malignité. On peut considérer la fièvre comme le soutien de l'éruption; si elle est incomplète, la seconde l'est aussi. Une variole s'annonce avec tous les caractères des états morbides francs et normaux ; l'état général et les localisations marchent côte à côte dans un heureux parallèle. Nous sommes au huitième jour de la maladie : la salivation est encore abondante, le gonflement du visage s'accroît, les pustules continuent à grossir et s'emplissent d'un liquide de plus en plus opaque, qui n'attend qu'un plus grand nombre de globules de pus pour devenir entièrement purulent ; la suppuration va être complète.

Si la fièvre secondaire manque ou est insuffisante, la suppuration se suspend ou se supprime, le travail morbide régulier de la périphérie est remplacé par une fluxion interne, souvent accompagné d'ataxie. Les pneumonies et les méningites consécutives à la rétrocession de l'exanthème sont compliquées par le délire, les soubresauts des tendons, la rougeur et la sècheresse de la langue, symptômes de l'irritation gastro intestinale, prodromes trop fréquents de l'état adynamique.

La diarrhée putride et les hémorrhagies passives doivent aussi être rangées parmi les conséquences de la rétrocession. Le pronostic sera donc réservé jusqu'à la fièvre de suppuration, d'où dépend la crise finale.

On sait que la variole et la varioloïde ne diffèrent pas l'une de l'autre jusqu'à l'apparition de cette fièvre, qui manque dans la seconde. Un praticien exercé saura bien distinguer les cas où l'absence de fièvre suppurative termine heureusement la maladie, coïncide avec le moment de la dessiccation des boutons, ne s'accompagne pas de l'odeur fétide qu'exhalent à cette époque les malades affectés de variole vraie, de ceux où elle est le prélude des symptômes si graves que nous venons d'énumérer.

2° *Complications de l'éruption.* Cotugno, Alibert, M. Rayer, MM. Rilliet et Barthez ont étudié avec soin la texture des boutons varioleux. La description de MM. Rilliet et Barthez, la plus complète et la dernière, fait aujourd'hui autorité dans la science. Ces deux auteurs attribuent l'ombilic des pustules à la traction opérée sur le centre de l'épiderme par les conduits sudorifères.

Alibert avait déjà admis un *vasiducte* ou conduit particulier par où passe le sang nourricier qui vient alimenter chaque bouton varioleux. Quand on regarde obliquement une vésicule variolique avant qu'elle soit passée à l'état de pustule, on aperçoit à la surface une foule de petits points analogues à de fines piqûres d'aiguille; ces points ne sont que les ouvertures de l'épiderme qui donnent passage à la sueur, et se voient très-bien à l'état de santé sur l'extrémité palmaire des doigts, avec une loupe ou même à l'œil nu. MM. Rilliet et Barthez appellent *pointillé de forme* cet aspect criblé de la vésicule. A mesure que la sécrétion du pus augmente, on voit apparaître à la base de la vésicule une série de points blanc jaunâtres, auxquels ils donnent le nom de *pointillé de couleur*. Peu à peu ces points jaunâtres se réunissent en une membrane de nouvelle formation, dont l'apparition, en même temps que celle du pus, mérite d'être signalée. Lorsque la suppuration est complète, on n'aperçoit plus le pointillé de couleur, à cause de la cessation de la transparence apparente de la pustule.

Dans la variole anormale, la marche de la pustule n'est pas la même. Parfois l'éruption est d'emblée vésiculeuse et même pustuleuse. La couche plastique qui forme le fond de la vésicule, manque dans la variole hémorrhagique. Dans d'autres circonstances, l'éruption est parfois remarquable par sa pâleur.

Quelquefois, disent MM. Rilliet et Barthez, les papules et les vésicules ont une petitesse extrême; lentes à se développer en saillie et en étendue, elles restent petites et plates. La peau offre une surface saillante, à peine bosselée, blanchâtre, comme si une couche d'albumine demi coagulée avait été étendue sous l'épiderme. La confluence extrême, l'apparition de boutons sur les parties des téguments qui recouvrent les organes des sens, et sur ces organes eux-mêmes, constituent des complications très-peu sérieuses. On peut en dire autant de l'irrégularité initiale de l'érup tion. Les boutons doivent se montrer successivement sur le visage, le tronc, les membres supérieurs et inférieurs. Toutes choses égales d'ailleurs, une variole dont l'éruption commencerait par le tronc aurait plus de gravité.

Obligé de séparer, pour les besoins artificiels de la description, ce qui est constamment réuni au point de vue clinique, nous avons fait abstraction, dans ce paragraphe, de l'état fébrile et affectif du sujet. Est il besoin de rappeler qu'il modifie toutes les anomalies de l'exanthème, et que, malgré la gravité généralement reconnue d'une confluence exagérée, la mort peut promptement survenir à la suite d'une variole des plus discrètes, à cause de l'intensité de la fièvre ou des mauvaises conditions de l'individu?

COMPLICATIONS PATHOLOGIQUES ETRANGÈRES A LA VARIOLE NORMALE.

Les phénomènes pathologiques qui s'adjoignent à la variole sans être nécessairement liés à sa constitution, sont tellement nombreux qu'il faut aussi les ranger en plusieurs classes. Nous ferons une division artificielle ; nous serions heureux qu'elle ne fût pas trop incomplète.

Nous énumèrerons dans l'ordre suivant :

1° Les maladies fluxionnaires siégeant dans divers organes et coexistant avec la variole ;

2° Les éléments spécifiques généraux qui s'y joignent si souvent ;

3° Les fièvres éruptives d'une autre espèce qui atteignent les varioleux.

1° Maladies fluxionnaires et phlegmasies diverses.

Phlegmasies des centres nerveux. Ce sont principalement la méningite et la méningo encéphalite. Elles s'observent dans les cas de fièvres trop fortes non suivies d'éruption, ou après la rétrocession de l'exanthème. Elles sont plus fréquentes chez les adultes que chez les enfants, puisque M. Guersant prétend n'en avoir pas rencontré un seul cas sur 112 malades qui ont succombé à la variole, dans son service à l'hôpital des Enfants, pendant l'épidémie de 1825. Du reste, même chez les adultes, les fluxions encéphaliques dépendent rarement d'une inflammation franche. « Assez souvent, il est vrai, disent MM. Guersant et Blache, on observe sur les individus qui meurent de varioles confluentes, une injection passive des méninges, due sans doute à la gêne qu'éprouve le retour du sang par suite du gonflement du tissu cellulaire de la face et du cou; mais cette injection, déterminée par une cause purement physique, ne saurait être confondue avec une véritable phlegmasie.[1] »

Ophthalmies. Bien que n'exerçant pas d'influence réelle sur la marche de la variole, les ophthalmies constituent un des accidents locaux les plus graves, puisqu'elles peuvent amener la perte des fonctions de l'organe oculaire.

Elles ont deux causes distinctes : en premier lieu, la conjonctivite catarrhale qui frappe toute la muqueuse du revêtement oculaire dès avant même l'éruption varioleuse; deuxièmement, la présence des pustules sur le globe même de l'œil. Celles qui sont dues à cette dernière cause ont des conséquences fréquemment funestes, quand le praticien n'a pas pu arrêter à temps le développement de la pustule oculaire, ou quand elle a résisté aux moyens thérapeutiques. L'hypopium, les désorganisations du globe oculaire, les taies incurables de la cornée, l'issue des humeurs de l'œil, tels sont les résultats si souvent constatés de l'ophthalmie variolique.

Otorrhée, coryza, salivation, angines. — Moins commune que l'ophthalmie, l'otorrhée variolique ap-

[1] Dictionn. de médecine, T. XXX.

paraît principalement à la fin de la maladie et peut jouer le rôle de crise quand elle est bénigne. Mais elle s'accompagne quelquefois de perforation de la membrane du tympan et de carie du rocher. La surdité et la paralysie faciale peuvent alors en dépendre.

Le travail éruptif n'épargne pas les muqueuses, si les vésico pustules apparaissent principalement à leur orifice, l'injection et le boursoufflement de leur tissu dénotent qu'elles participent à la maladie qui sévit sur l'organisme. La membrane de Schneider est prise comme la plupart des autres muqueuses; mais cette complication n'est grave que lorsqu'elle s'accompagne d'un *stillicidium* sanguinolent, symptôme observé seulement dans les varioles hémorrhagiques et pétéchiales.

Les boutons de l'intérieur de la bouche ne sont pas la seule cause de la salivation, peu commune chez les enfants, mais tellement abondante chez les adultes, qu'elle les oblige quelquefois à tenir constamment la tête au-dessus d'un vase. On ne peut guère l'expliquer que par l'excitation de sécrétion transmise aux glandes salivaires par le mouvement fébrile. Quant à en rechercher la cause possible dans l'existence d'une pustule à l'entrée des conduits salivaires, comme MM. Rilliet et Barthez en ont eu un instant la pensée, c'est une théorie trop hypothétique pour qu'on s'y arrête.

L'angine est un symptôme commun aux trois grandes fièvres éruptives : variole, rougeole et scarla tine. Dans toutes, elle peut constituer un accident des plus sérieux et devenir couenneuse et même gangréneuse. Cette dernière complication a principalement été observée dans les varioles malignes.

Fluxions de poitrine. Les fluxions de poitrine parenchymateuses sont assez rares, et assez difficiles à constater lorsqu'elles existent. Leur caractère, presque toujours malin et adynamique, se traduit par l'appareil symptomatique si accusé des pneumonies inflammatoires. La toux du malade peut être rapportée uniquement à l'existence de la bronchite qui ne manque presque jamais ; l'expectoration fait défaut, et la douleur sourde et gravative des poumons, confondue dans l'angoisse générale, n'est pas perçue par le malade. Enfin, bien que les lois du dévoûment n'autorisent pas le médecin à s'arrêter à des considérations de dégoût ou de répugnance, on ne peut nier que l'odeur repoussante de l'éruption et la nécessité d'appliquer plusieurs doubles de linge entre l'oreille et la peau, ne permettent guère l'usage régulier de l'auscultation, du moins immédiate. Pour toutes ces causes, les pneumonies varioliques ne se découvrent souvent qu'à la nécropsie. Quand on a l'occasion de les constater pendant la vie, on trouve habituellement que leur apparition coïncide avec un état d'affaissement considérable du malade, la pâleur de la face et du système cutané, ou la décoloration et l'aplatissement de l'éruption.

La pleurésie variolique a la même invasion insidieuse et une gravité au moins égale. L'abus, ou mieux la mauvaise application faite par des gens inin telligents de la méthode rafraîchissante de Sydenham, est une de ses causes les plus actives. Elle est quelquefois une grande entrave pour la convalescence; un vaste épanchement, non soupçonné jusque là, révèle alors sa présence inopportune. La disposition de l'organisme varioleux à produire du pus explique aisément la pathogénie de ces pleurésies chroniques.

Maladies de la muqueuse digestive. — Il est inutile de rappeler l'embarras gastrique, complication si fréquente du début. La diarrhée, peu à redouter à la rigueur à la même période, perturberait l'effort exanthématique si elle persistait intempestivement. Ces symptômes dépendent rarement d'une phlegmasie gastro-intestinale; car le dévoiement qui existe dans tous les cas de variole irrégulière grave se rencontre, disent MM. Rilliet et Barthez, là où l'examen du ventre n'offre aucun symptôme, là où l'autopsie ne révèle aucune altération notable. La complication gastro intestinale la plus à craindre est, sans contredit, le *melœna*, qui se traduit par des vomissements, mais surtout par des déjections de sang décomposé, fétide, très fluide et quelquefois en partie coagulé.

Suppurations diffuses, abcès multiples. La variole place l'organisme dans les conditions les plus favorables à la pyogénie, et cette disposition résiste quelquefois plus ou moins long-temps après la guérison apparente. Le pus se montre dans les viscères, sous la peau, dans les articulations, dans toutes les parties du corps. De petits abcès sous-cutanés peuvent avoir une influence critique; mais cette heureuse exception est bien rare.

La suppuration générale signale, au contraire, une débilitation profonde, et peut être rattachée à la diathèse purulente. Nous lisons dans la *Clinique chirurgicale* de M. le professeur Alquié : « Il est peu de praticiens qui n'aient rencontré des cas analogues, surtout dans les varioles confluentes. Cette affection morbide a parfois une grande tendance à la production des amas de pus dans la profondeur de nos parties : ainsi, le professeur Andral raconte l'histoire d'un homme atteint de variole confluente accompagnée vers le 10e jour de pustules remplies de pus, qui, ayant succombé au 14e jour de l'exanthème, offrit ensuite de nouveaux abcès dans le poumon et le tissu cellulaire de la région profonde du cou. Tous les vaisseaux sont dans l'état le plus normal. Enfin, la variole donne lieu aussi parfois à l'expulsion rapide d'une grande quantité de pus par la surface des membranes plus ou moins injectées, mais non altérées profondément, comme nous l'avons remarqué chez un sujet soumis à notre observation. Cette dernière circonstance, ou le peu de changement éprouvé par les muqueuses et les autres parties sur lesquelles le pus se montre, la promptitude de ce développement pathologique, l'abondance extrême de la matière purulente, prouvent évidemment que les changements vasculaires des tissus ne forment pas la raison entière de cette génération purulente, et qu'il faut y reconnaître un état particulier de l'économie qui la dispose à produire du pus promptement et abondamment[1]. »

Complications de la convalescence. Nous en avons déjà énuméré un certain nombre dans ces dernières pages. Il nous reste à mentionner le long retour des forces, les troubles de la motilité et de la sensibilité, l'anasarque, les épanchements séreux dans les cavités splanchniques.

Après un travail morbide aussi long et aussi grave, l'organisme est dans un état de grande faiblesse qui le rend d'une susceptibilité extrême. Ce phénomène, commun à toutes les convalescences, est surtout propre à celles de la variole. Dépouillées enfin de la chrysalide pathologique qui les a si long-temps enveloppées, les fonctions sensitives se réveillent, semblent recevoir une nouvelle vie, et éprouvent une excitation qui pousserait presque le convalescent à abuser de ses forces renaissantes. Le moindre écart de régime amène quelquefois une rechute cruelle. Cet éréthisme n'est que de la faiblesse, et, ce qui le prouve, ce sont les paralysies si multiples qui surviennent pendant cette période.

[1] Clinique chirurgic. de l'Hôtel Dieu de Montpellier, T. I, p. 488.

M. A. Gubler, professeur-agrégé à la Faculté de médecine de Paris, a étudié dans un récent mémoire les rapports des paralysies avec les maladies aiguës, et spécialement les paralysies asthéniques diffuses des convalescents. Il affirme que « la paralysie généralisée peut être la suite d'une foule de maladies aiguës, non-seulement de celles qui sont virulentes ou septiques, comme le choléra, la dysenterie, les fièvres éruptives, mais encore des maladies franchement inflammatoires, telles que l'angine tonsillaire, l'herpès guttural, la pneumonie [1]. » Ne nous arrêtons pas à critiquer la classification qui range l'angine tonsillaire et même l'herpès guttural parmi les maladies franchement inflammatoires. Ce sont là des questions d'école sur lesquelles la clinique mettrait facilement d'accord; mais profitons des faits si intéressants contenus dans le mémoire de M. A. Gubler.

«Comme les autres fièvres éruptives, mieux qu'elles, dit cet auteur, la variole nous offre des paralysies, soit pendant son évolution, soit pendant la convalescence. Ce rapport n'avait pas échappé à la sagacité d'un des premiers médecins arabes qui ont décrit la petite-vérole. Avicenne le signale; mais il a été méconnu ou négligé par les autres historiens de cette maladie.» Dans toutes les observations de paralysie varioleuse citées par M. Gubler et terminées par la mort, l'autopsie ne révéla aucune lésion matérielle des centres nerveux.

[1] Archives générales de médecine, 1860 et 1861.

Voici le résumé de quelques-unes de ces observations :

Une jeune fille de 18 ans, en convalescence d'une varioloïde discrète, essayait ses forces par la promenade, lorsque, au moment où en se levant elle mettait les pieds à terre, elle s'affaissa tout-à-coup sans pouvoir se relever. Il y eut paraplégie subite et complète, avec perte considérable de la sensibilité ; plus tard, paralysie de la vessie et du rectum ; large escharre et nécrose du sacrum. Ce dernier symptôme guérit ainsi que la paralysie recto-vésicale ; mais la déambulation ne revint jamais à son état normal. La malade ne pouvait marcher que très-péniblement, et avec le secours d'un bras vigoureux pour la soutenir.

Une femme vaccinée, âgée de 27 ans, entre à l'Hôtel-Dieu, dans le service de M. Trousseau, le 15 décembre 1854. Elle est atteinte d'une variole confluente dont les prodromes apparaissent le 18 décembre. Le 6 janvier, la convalescence était confirmée. Pendant la desquamation, le 8 janvier, une paraplégie complète du sentiment et du mouvement se déclare subitement. La vessie, le rectum et le bras gauche sont frappés à leur tour ; puis, surviennent de vives douleurs rachialgiques et des accès de suffocation. La mort a lieu le onzième jour du début. L'autopsie ne découvre aucune trace de lésion des centres nerveux [1].

[1] Archives génér. de méd., *loc. cit.*

Nous avons eu l'occasion, à Marseille, de voir un fait de paraplégie incomplète du sentiment chez un homme de 25 ans, vacciné avec succès dans son jeune âge, et convalescent d'une varioloïde des plus bénignes.

Huit jours après la dessiccation, il fut tout étonné de ne sentir que vaguement ses pieds quand il les posait à terre. La marche n'était nullement gênée. Le malade plaisantait lui-même sur sa bizarre situation. Ce singulier symptôme se dissipa au bout de trois semaines, sous l'unique influence d'un régime tranquille et non excitant. Nous devons ajouter que ce malade avait l'habitude de se donner fréquemment aux excès alcooliques.

2° Eléments spécifiques qui se joignent à la variole.

La plupart des maladies aiguës se présentent à l'observation clinique composées de symptômes isolés ou de réunions de symptômes congénères, dépendant d'une affection simple et irréductible du dynamisme vital. Ces affections simples sont les éléments. On achève de les définir en adjoignant à chacun d'eux la propriété d'être source d'indication thérapeutique.

Dans aucun autre acte morbide que les fièvres éruptives, on ne rencontre aussi souvent la complication élémentaire. La variole, la rougeole, la scarlatine n'ont rien à s'envier sous ce rapport-là. La seconde surtout emprunte à cette complication un caractère de gravité et de malignité qui tranche défavorablement sur sa bénignité ordinaire lorsqu'elle est simple. Nous n'avons pas à nous en occuper ici.

Un mot sur les principales complications élémentaires de la variole.

1° *Élément inflammatoire.* Ce n'est pas de beaucoup le plus commun : on l'observe pendant le règne des fièvres inflammatoires par une température chaude ou froide et sèche. La jeunesse, la pléthore, une nourriture échauffante et trop abondante, telles sont les causes, inhérentes au sujet, qui facilitent son développement. On peut y ajouter aussi l'abus de la méthode de Morton.

L'appareil fébrile est régulier, mais vif et exagéré, le pouls est fort, large, résistant, fréquent; la tête lourde, les conjonctives très-injectées; les carotides battent avec violence; la lombalgie est persistante. L'éruption se fait rapidement à moins que, dit Sydenham, la violence de la fièvre qui semblerait devoir la hâter s'y oppose. L'intervalle entre les boutons est rouge, tendu, luisant, érysipélateux. La persistance de l'élévation du pouls peut amener la phlegmasie aiguë des viscères. Les urines sont rouges et ardentes. L'épistaxis et diverses hémorrhagies qui se font par les ouvertures naturelles doivent, dans une certaine mesure, être considérées comme critiques et foncièrement distinguées des hémorrhagies adynamiques qui dépendent d'un autre élément.

Pendant la période de suppuration, le pouls se maintient à la même hauteur, les boutons sont volumineux et distendus par le pus. Cette abondance de l'éruption fatigue beaucoup le malade; mais il est utile qu'elle soit en rapport avec l'intensité de la fièvre. Une éruption plate, associée à une fièvre inflammatoire douteuse, pourrait être suivie d'infection purulente.

2° *Élément gastrique bilieux.* Très fréquent dans nos climats, cet élément ne forme une complication varioleuse réelle que lorsqu'il atteint une certaine intensité. Les nausées et les vomissements du début ont quelquefois pour cause le spasme général de l'économie. Si leur persistance est liée aux symptômes habituels de l'affection gastrique bilieuse, ils deviennent source d'indication, et doivent être traités par les moyens appropriés.

3° *Élément spasmodique.* Le spasme, état morbide caractérisé par l'action irrégulière des forces motrices, s'observe chez les individus d'un tempérament nerveux, spécialement chez les enfants et les femmes. Il fait, on peut le dire, partie intégrante de l'évolution d'une variole anormale chez ces derniers sujets, et apparaît au moment de chaque période qu'il annonce et que parfois il accompagne. Ce spasme, loin d'être grave, est souvent d'un heureux pronostic.

Sydenham fait observer que le frisson initial est fréquemment suivi, surtout chez les enfants, d'un assoupissement, et même d'accès épileptiques. « Si les enfants, dit il, qui sont attaqués de ces accès ont déjà toutes leurs dents, je soupçonne toujours que la petite-vérole va paraître; et, en effet, elle paraît ordinairement quelques heures après, ce qui justifie mon pronostic. Par exemple, si l'enfant a un accès épileptique sur le soir, comme il est ordinaire, la petite-vérole paraîtra le lendemain matin; et j'ai très-souvent observé que les petites véroles qui arrivent aux enfants immédiatement après des accès épileptiques, produisent de grosses pustules, sont bénignes, d'un bon caractère et rarement confluentes[1]. » On peut dire hardiment que la variole des jeunes enfants, non accompagnée de spasme, est une variole ataxique.

4° *Éléments ataxique, adynamique et putride.* — Nous réunissons la description de ces trois éléments pour plusieurs motifs. Ils ont de grands rapports l'un avec l'autre ; ils s'engendrent réciproquement, presque jamais ils n'existent isolés. Cette règle comporte peu d'exceptions.

L'ataxie est le désordre, le défaut de rapports entre les divers symptômes d'un état morbide : ainsi, une exacerbation fébrile et un pouls faible et concentré,

[1] Sydenham, Médecine pratique, édit. de Baumes, T. I, p. 145.

une langue aride et sans soif, ou bien une langue humectée et une soif extrême, etc. Ces exemples, empruntés à Pinel [1], sont des types parfaits d'ataxie.

Les phénomènes ataxiques observés dans la variole sont des plus nombreux ; ils sont principalement constitués par l'insuffisance de la fièvre, en même temps que la confluence de l'éruption. La rareté de cette dernière associée à un grand tumulte fébrile, la disparition subite de la fièvre et l'affaissement du pouls au moment de la suppuration; le délire survenant sans cause apparente au milieu de l'état le plus normal de l'éruption, du pouls, des principales fonctions et des urines, de pareils faits peuvent être essentiels et indépendants de toute autre cause qu'une modification spécifique et inconnue; mais ils conduisent directement à l'adynamie, et peuvent quelquefois en dépendre. L'ordre et la force, voilà l'état normal; le désordre et l'irrégularité sont déjà de la faiblesse.

Il est aisé de comprendre que la funeste union de l'ataxie et de l'adynamie produit l'état ataxo adynamique. Avec un degré de plus on aura la putridité, c'est-à-dire cette situation déplorable, le plus souvent présage assuré d'un trépas prochain, pendant laquelle le médecin assiste à la décomposition des forces, des tissus et des liquides de son malade. Alors apparaissent les pétéchies entre les pustules, le pus sanguinolent

[1] Article *Ataxie* du Dictionnaire des sciences médicales.

et fétide dans les pustules elles-mêmes, les escharres gangréneuses sur diverses parties du corps, les hémorrhagies passives d'un sang déjà décomposé, par toutes les ouvertures naturelles. Borsieri a écrit de main de maître ces varioles putrides malignes, que Sydenham avait déjà observées à Londres en 1674 et 1675. Cette complication putride peut exister même dans les varicelles, ainsi que le démontrent plusieurs faits rapportés dans l'ouvrage de Fréd. Bérard, et que nous avons déjà cités.

3° Fièvres éruptives d'une autre espèce qui se joignent à la variole.

La vaccine, la rougeole, la scarlatine, l'érysipèle même, qui est si voisine, du reste, des fièvres éruptives, peuvent s'adjoindre à la fièvre varioleuse. Ces complications, sur lesquelles M. le professeur Anglada a consigné, dans son excellent *Traité de la contagion*, d'intéressants détails que nous lui empruntons, existent successivement ou simultanément sur le même individu.

De Haën vit, en 1752, les membres d'une même famille être atteints successivement de variole d'abord, et de rougeole ensuite.

Willon a vu la petite-vérole, la rougeole, la scarlatine et la coqueluche se développer tour-à-tour sur le même sujet.

Dans d'autres cas, une des maladies spécifiques

s'efface pendant l'évolution de l'autre, et reprend ses périodes quand cette évolution est terminée.

« On a vu, dit M. Anglada, la rougeole venir s'enter sur une vaccine préexistante, celle ci lui céder le pas, et ne reprendre son cours interrompu qu'après l'entière disparition de l'autre.

» Le 16 mars 1775, Hunter inocule la variole à un enfant par de larges piqûres. Quatre jours après, les points d'insertion étaient rouges et légèrement enflammés, et la surface de la peau un peu tuméfiée. Le 20 et le 21, l'enfant éprouva un mouvement fébrile, que Hunter ne prit pas pour la fièvre variolique, vu l'état stationnaire de l'inflammation locale depuis le 19. Le 22 apparut une éruption considérable de rougeole, qui sembla faire rétrograder le travail des piqûres. Le 25, cette éruption commença à disparaître. Le 26 et le 27, les points piqués redevinrent un peu rouges. Le 29, l'inflammation augmenta et s'accompagna de formation de pus. Le 30, l'enfant fut pris de fièvre : la petite vérole parut à l'époque habituelle, suivit sa marche ordinaire, et se termina heureusement.

» Macbride a vu, en 1796, à l'hôpital de Dublin, plusieurs enfants trouvés qu'on avait inoculés de la petite vérole être pris en même temps de la rougeole, et il a remarqué que les deux éruptions étaient parfaitement distinctes.

» Fodéré prétend avoir observé plusieurs fois la

variole associée à la scarlatine, et la rougeole survenant avant que la desquamation fût achevée.[1] »

L'ouvrage de M. le professeur Anglada contient plusieurs autres observations non moins intéressantes.

De pareils faits ont été souvent constatés à la clinique médicale de l'hôpital Saint Éloi de Montpellier.

Le numéro du 7 décembre dernier de la *Gazette des Hôpitaux* résume une leçon clinique de M. le professeur Trousseau sur deux cas de variole confluente compliquée d'érysipèle dans le décours de la maladie. De même que les furoncles, les anthrax et les abcès profonds qui se produisent si souvent à cette période, l'érysipèle peut déterminer une issue funeste, ainsi que cela eut lieu chez la malade suivante :

Une jeune femme, non vaccinée, a présenté, le troisième jour de l'invasion de la fièvre, une éruption variolique confluente, et dès le même jour elle fut prise d'un violent mal de gorge. Le lendemain, elle avait de la salivation ; il lui était impossible d'avaler la salive, tant était vive la douleur gutturale. Le septième jour, la face commença de se tuméfier ; les pieds et les mains se tuméfièrent vers le dixième. Quelques jours plus tard, une pustule, développée sur la sclérotique, l'ulcéra et provoqua l'évacuation de l'œil. Cependant la malade, à ce moment, paraissait assez bien. On s'aperçut un jour que le pouls était

[1] Anglada, Traité de la contagion, T. I, p. 330 et suiv.

devenu plus fréquent et la malade abattue. Un examen plus attentif donna la clef de cette recrudescence fébrile, en révélant des rougeurs douloureuses avec tuméfaction sur divers points du corps, notamment sur les cuisses, la poitrine et autour des mamelles. Cet érysipèle suivait sa marche sans trop de gravité, quand on aperçut, le cinquième jour de sa manifestation, une tumeur de la région parotidienne. En ouvrant largement la bouche, de manière à découvrir l'orifice du canal de Sténon, et en pressant en même temps la glande, M. Trousseau fit sourdre par cet orifice une goutte de pus. Ainsi, ce n'était pas un phlegmon des tissus ambiants, mais une parotide proprement dite. Ce moyen de diagnostic est dû à M. Archambault. La malade mourut le soir même.

La deuxième malade, âgée de 40 ans, n'offre aucune trace d'inoculation vaccinale, bien qu'elle prétende l'avoir subie autrefois. Elle a eu une eruption de variole discrète survenue le troisième jour de l'invasion de la fièvre. Le visage se tuméfie le huitième. Du neuvième au dixième, la fièvre était tombée, la dessiccation s'opérait, et cette femme paraissait aller à merveille, lorsque, le dix-neuvième jour, il survint de la fièvre et de l'anorexie qu'on ne put expliquer que par l'apparition d'une large plaque érysipélateuse à la cuisse droite. Cet érysipèle, dont le traitement sera indiqué à la partie thérapeutique de notre thèse, se termina par la guérison, et les choses allèrent pour le mieux.

Après cette revue succincte des principales complications varioliques, étudiées spécialement dans la petite-vérole proprement dite, nous n'avons pas à détailler celles de la varioloïde et de la varicelle; car elles sont, quand on les constate, exactement semblables aux premières. Elles portent principalement sur les phénomènes généraux, puisque l'éruption dans la variole, et surtout dans la varicelle, est souvent détachée avant l'époque de la fièvre suppurative.

Quelque graves que soient toutes ces complications, on les constate moins souvent, hâtons-nous de le dire, depuis l'introduction de l'inoculation et de la vaccine, que dans les siècles passés. Ce qui le prouve, c'est qu'elles sont presque toujours décrites d'après les auteurs anciens. Voit-on de nos jours beaucoup d'épidémies de varioles noires? Sans doute, pour si rares qu'elles soient, elles sont encore trop fréquentes; mais enfin on rencontre surtout des cas isolés, les épidémies sont l'exception, tandis que Sydenham et Borsieri en sont remplis. On ne peut donc rejeter la gravité insolite des varioles sur l'infidélité de la vaccine. Toujours est il que la petite-vérole est aujourd'hui beaucoup moins funeste qu'autrefois. La vaccine ne fait donc pas de mal, bien plus elle fait du bien; car il est prouvé que la grande majorité des sujets vaccinés, quand ils sont atteints par la variole, n'ont que la varioloïde ou la varicelle. L'exception, hélas! plusieurs fois constatée d'individus sensibles au *contagium* varioleux et présentant une éruption confluente, succombant même malgré une vaccination antérieure réussie, ne saurait infirmer la règle générale, mais démontre la nécessité de plus en plus acceptée des revaccinations, jusqu'à ce que le *cow pox,* revivifié à sa source première, ait reconquis ses vertus préservatrices.

Il n'entre pas dans notre sujet d'étudier l'influence de la variole sur les maladies diathésiques de l'individu qu'elle frappe. Malgré les assertions de médecins recommandables, nous ne croyons presque jamais cette influence salutaire; car les maladies spécifiques sont rarement modifiables les unes par les autres, et l'indépendance réciproque de plusieurs fièvres éruptives entées sur le même sujet doit nous autoriser, par analogie, à nier l'influence de chacune de ces fièvres, prises en particulier, sur des affections spécifiques comme elles.

TRAITEMENT DES COMPLICATIONS DES MALADIES VARIOLEUSES.

L'étude des complications varioleuses une fois achevée, nous arrivons à passer en revue et à déterminer le mode de traitement le plus rationnel à employer pour chacune d'elles. Plus que dans toutes les autres classes de maladies peut-être, le médecin se trouve embarrassé dans le choix de la médication.

Nous aurions vraiment des choses curieuses à écrire, si nous voulions dépeindre le médecin critiqué par le vulgaire pendant le traitement d'une variole. Dans les moments difficiles, l'homme de l'art n'a pour juge, le plus habituellement, qu'une galerie de bonnes femmes dont Sydenham flagellait déjà la ridicule et fastidieuse intervention, commères qui sont là toutes prêtes à ordonner un remède *infaillible* dès qu'il sera parti; pour ces personnes, le docteur qui ne guérit pas son malade doit être mis au ban de la science.

«Mais le plus fâcheux pour moi, disait le grand praticien de Londres, c'est que, dans certaines occasions où l'on n'avait rien fait du tout de ce que je disais, on n'a pas laissé de mettre sur mon compte la mort des malades, quoique leurs amis et les gardes les eussent tués à force de les échauffer, et que je me fusse opposé de tout mon pouvoir à cette manière de les traiter. Cela joint à la prévention insurmontable que j'ai vue dans la plupart des gens en faveur du régime chaud, m'a dégoûté entièrement de voir des petites-véroles, et je serais charmé qu'on ne m'appelât jamais pour de semblables maladies [1]. »

Dans le cours de nos études, nous avons pu examiner toutes ces petites misères que nos Maîtres nous avaient signalées bien souvent, et auxquelles un jeune débutant doit être préparé d'avance, afin de pouvoir les surmonter.

En faisant cette légère digression, nous n'avons pas cru trop nous écarter de notre sujet; car nous pensons qu'en face des maladies varioleuses compliquées, le médecin peut très-bien avoir à craindre le coup de pied de l'ignorance.

Dans le traitement de ces complications, nous suivrons la marche adoptée dans leur description.

L'*état inflammatoire*, celui dans lequel la fièvre prédomine intense et redoutable, doit être combattu par les boissons délayantes, les tisanes émollientes, les lavements émollients, quelques bains généraux tièdes, pris avec beaucoup de précautions, afin d'éviter le passage trop brusque d'une température à une autre. En même temps on permettra au malade, pendant les premiers jours de la maladie, de marcher un peu dans sa chambre; il ne faut pas qu'il soit trop couvert dans

[1] Sydenham, Medecine pratique, T. II, p. 104. Montpellier, 1838.

le lit, car là chaleur excite des sueurs inutiles qui peuvent le fatiguer, et souvent le mouvement fébrile général est augmenté. Enfin, si tout annonce une violente réaction, on évitera les complications fâcheuses qui pourraient en résulter en pratiquant une saignée générale, ou par une application de sangsues au voisinage des organes menacés, tout en suivant les règles du traitement des fluxions, si bien établies dans cette École par l'illustre Barthez. Les boissons rafraîchissantes et une diète sévère sont alors indispensables. Les douleurs locales aux lombes, aux côtés, à l'épigastre, disparaîtront avec les cataplasmes émollients, les sangsues ou les ventouses scarifiées sur le siège de la douleur.

La complication *gastrique bilieuse* de la variole comporte l'usage des vomitifs et des purgatifs, qui seront d'un excellent secours. Nous pensons que l'emploi des vomitifs, convenable surtout au début, doit toujours précéder celui des purgatifs, et même que ceux-ci, sauf de rares exceptions, ne doivent pas être prescrits avant la fin de la période de suppuration. Administrés plus tôt, ils pourraient produire à l'intérieur des mouvements de concentration extrêmement dangereux. Lorsque l'affection gastrique bilieuse n'est pas très-marquée, quelques amers légers, tels que les infusions de camomille, la décoction de chicorée ou autre, pourront suppléer, jusqu'à un certain point, une médication plus énergique.

Les *convulsions*, les *mouvements épileptiques*, les *douleurs de tête intenses* exigeront l'emploi des pédiluves, des sinapismes ou des vésicatoires aux jambes, le calomel à dose laxative, l'oxide de zinc, les lavements de camphre, les préparations opiacées et même une petite saignée, dans quelques cas très rares. L'opium n'est pas toujours très-salutaire, car il augmente les sueurs, fatigue et assoupit le malade; nous pensons qu'il sera mieux de le réserver au traitement de la *diarrhée*, qui souvent accompagne les symptômes de l'éruption varioleuse. Chez les enfants cependant, la *diarrhée* est salutaire, car elle entretient une espèce de liberté naturelle des voies inférieures; il ne faudra la combattre que tout autant qu'elle s'exagèrerait. La décoction blanche pourrait leur être prescrite, ainsi que de légers lavements amylacés, additionnés de deux ou trois gouttes de laudanum. Ce calmant agirait en même temps comme astringent léger, et surtout comme tempérant de l'élément nerveux ou spasmodique, qui est toujours pour quelque chose dans les maladies des enfants et spécialement dans leurs fièvres éruptives.

Les phénomènes *ataxiques* sont combattus avantageusement par les anti-spasmodiques, la liqueur d'Hoffmann, l'éther, le camphre, la valériane, le musc, la teinture de castoréum et l'assa-fœtida. S'il y avait lieu de supposer que l'ataxie dépendît d'une congestion céphalique, on pourrait recourir aux émissions sanguines ou aux vésicatoires. Mais nous conseillerons d'être très-réservé sur l'emploi de ces moyens, une perte légère de sang pouvant altérer les forces dans un état si voisin de l'adynamie, et les vésicatoires étant exposés à se gangréner. Les phénomènes ataxiques se traduisent par le délire, par des convulsions toniques ou cloniques presque toujours partielles.

Les mouvements convulsifs de la face et le trismus des mâchoires sont assez souvent observés Nous avons vu, dans la pratique d'un des médecins les plus répandus de Marseille, un cas extrêmement intéressant de variole ataxique : au cinquième jour de la maladie, les vésicules s'affaissèrent tout à-coup, la peau devint fraîche et moins colorée, le pouls dépressible et irrégulier; c'était chez une fille de 19 ans, extrêmement nerveuse et irritable. Le délire se mit de la partie; la malade se refusait à avaler la tisane, et un trismus assez intense vint encore compliquer sa situation. Il fallait agir promptement : vu l'impossibilité de pouvoir faire prendre par la bouche un médicament convenable, on eut recours à l'assa-fœtida, administré par le rectum à l'aide du lavement suivant :

Assa fœtida.	1 gramme.
Jaune d'œuf....................	N° 1.
Infusion de camomille et de tilleul..	150 gr de chaque.

Le résultat fut des plus favorables : quatre heures après l'emploi de ce moyen, la peau s'était assouplie et réchauffée, le pouls se régularisait, les phénomènes convulsifs avaient disparu, et l'éruption reprenait sa marche normale.

Les symptômes *adynamiques* réclament l'emploi actif des toniques, tels que le quinquina, les vins généreux et surtout les boissons acidules, la limonade, la petite bière simple ou aiguisée avec une faible quantité d'acide sulfurique, ainsi que Sydenham le faisait avec tant de succès dans le traitement des varioles noires.

Si l'éruption ne sortait que péniblement, on emploierait avec la plus grande prudence les vésicatoires ou les sinapismes, vu l'imminence d'escharres gangréneuses. Les hémorrhagies passives réclameront les mêmes moyens et des topiques astringents et acidulés. Enfin, il faut appliquer un traitement capable de relever l'organisme du malade, de le ranimer, de secouer, en un mot, cette force vitale qui semble vouloir l'abandonner.

De tous les symptômes à combattre, le plus grave est la *putridité*. C'est alors qu'il faudra employer les toniques répétés et à hautes doses, les cordiaux ; faire renouveler souvent l'air de la chambre ; panser les plaies avec les anti-septiques, les topiques excitants, les raviver avec les acides minéraux ; ouvrir les abcès afin de faciliter la sortie du pus, pousser des injections modificatrices dans ces foyers purulents ; faire prendre des boissons acidules, et suivre un régime léger, vu l'état de faiblesse des organes.

Dans les *varioles confluentes*, on devra prescrire les boissons délayantes administrées abondamment, un régime alimentaire des plus sévères, autant que le permettent les forces du malade; l'air de la chambre sera méthodiquement renouvelé. Nous sommes peu partisan de la méthode ectrotique (εκτρώω, je fais avorter) de M. Serre, appliquée à tout le corps; outre qu'elle est assez douloureuse, il y a à craindre des répercussions terribles sous l'influence de ce traitement. Nous les concevons cependant, et même nous en sommes partisan déclaré, en ce qui concerne le trai tement abortif des pustules du bord libre des paupières et surtout du globe de l'œil; la sortie des liquides oculaires, survenue dans quelques cas d'ulcères varioliques de la cornée et de la sclérotique, justifie notre approbation. On pourrait aussi cautériser quelques boutons sur le contour des narines ou le bord libre des lèvres s'ils donnaient lieu à des sensations trop désagréables. On a encore conseillé de recouvrir tout le corps d'un emplâtre de Vigo *cum mercurio*; mais cette autre méthode fait augmenter la salivation, amène parfois des répercussions fâcheuses et ne fait pas toujours avorter les pustules. Aussi pensons-nous qu'il faut se contenter de l'appliquer au visage, où son emploi, du reste, ne donne pas toujours les succès attendus.

Contre la douleur que pourraient produire la turgescence de la peau et la confluence excessive des boutons, on emploiera des lotions émollientes généralement tièdes.

L'*ophthalmie* varioleuse bénigne ne réclame que des lotions émollientes ou des collyres légèrement astringents. Sauf le cas de boutons développés sur la con jonctive, il est rare qu'il faille user des cautérisations au nitrate d'argent ; l'indication anti phlogistique est encore plus exceptionnelle.

L'*otorrhée* réclame des injections émollientes ; on a même conseillé la perforation de la membrane du tympan, lorsqu'un abcès est situé dans cette région profonde. Cette opération, pratiquée à temps, paraît même prévenir la surdité, qui est inévitable après la carie du rocher et la suppuration de l'oreille interne.

Le *coryza* bénin pourra être abandonné à lui même ; s'il devenait intense ou putride, des lotions ou injections détersives et anti septiques rendraient des services spéciaux.

La *salivation* ne doit être combattue qu'alors qu'elle est excessive ; nous prescrirons, en pareil cas, un gargarisme astringent.

Dans l'*angine*, les gargarismes émollients et légère ment astringents. Quant à celles qui se compliquent d'un élément spécifique nouveau, diphtéritique, gangréneux ou autre, elles réclament une médication spéciale générale et locale, que nous n'avons pas à étudier ici. Si elle présente des caractères franchement inflammatoires, quelques sangsues appliquées aux angles maxillaires combattent cet élément; mais qu'on n'oublie pas que les indications des émissions sanguines dans la variole sont assez exceptionnelles.

Les *fluxions de poitrine* pulmonaires et pleurales comportent peu les saignées, sauf les cas particuliers. Quelques vésicatoires volants pourront être employés, toujours avec ménagement.

On essaiera contre la *pneumonie* l'infusion d'ipéca, telle qu'on la prescrit dans les hôpitaux de Montpellier. Les effets à la fois toniques, expectorants et diaphorétiques de cet excellent remède faciliteront la résolution de l'engorgement pulmonaire, tout en maintenant les forces et en facilitant même les mouvements de détente cutanée.

Le traitement de la pleurésie est moins aisé. L'usage des diurétiques peut entraver l'éruption; les purgatifs ne sont applicables qu'à la fin de la maladie; aussi le médecin est-il grièvement embarrassé entre deux maladies, l'une interne, l'autre principalement extérieure, dont les indications paraissent opposées. Quand la variole est confluente, l'abondance du liquide des pustules paraît pouvoir jouer le rôle d'agent révulsif; dans les autres cas, on est souvent réduit à attendre la fin de la période suppurative, avant de pouvoir entreprendre un traitement spécial contre la pleurésie.

Dans les maladies de la *muqueuse digestive*, le melæna est celle qui doit le plus appeler l'attention, à cause de son extrême gravité. On peut employer contre cette redoutable complication la plupart des agents vantés par Sydenham contre les varioles putrides et adynamiques.

La première indication dans le traitement des suppurations diffuses et des abcès multiples sera de relever les forces par l'usage des toniques associés aux résolutifs; on prescrira au malade, à part le quinquina, l'huile de foie de morue et surtout le sirop d'iodure de fer, dont la composition pharmaceutique nous indique clairement l'action résolutive et reconstituante.

Les frictions résolutives n'ont généralement que très peu de succès, quant au traitement chirurgical des abcès. Si on est réduit à en opérer l'ouverture, il sera indispensable de la pratiquer d'après les règles de la méthode sous-cutanée que nous avons vu souvent employer avec succès par M. le professeur Alquié dans l'incision des collections purulentes et des abcès froids. Après l'ouverture, des injections détersives, irritantes même, pourront être poussées dans l'intérieur de la poche pour en modifier les parois, s'opposer à l'altération du pus restant par l'air atmosphérique, et prévenir ainsi une cause d'infection purulente et putride.

La *paralysie* adynamique des convalescents de la variole peut être regardée comme essentielle, car on n'a pu encore la rattacher à aucune altération anatomique appréciable. Elle devra donc, après l'usage des toniques et des roborants, être traitée avec avantage par les frictions ammoniacales sur les régions atteintes, l'application de vésicatoires pansés avec les poudres excitantes ; l'électricité, l'électro puncture, la cautérisation transcurrente le long du trajet des filets nerveux, les injections hypodermiques avec la strychnine. Les bains aromatiques, les bains de mer seront aussi employés si le malade n'est atteint d'aucune lésion viscérale aiguë qui les contre-indique.

En face des complications de la variole avec d'autres fièvres exanthématiques, telles que la rougeole, la scarlatine et l'érysipèle, le médecin aura peu à modifier le traitement de la variole normale. Ces fièvres éruptives viennent ainsi se surajouter, et suivent d'ailleurs leur marche ordinaire à part les interruptions qu'elles présentent quelquefois; ce n'est donc qu'aux complications qui pourraient les accompagner elles-mêmes que nous aurons à nous adresser à l'occasion. Nous agirons par conséquent, en cette occurrence, comme si nous avions à faire à deux maladies isolées. Cependant, tout récemment, M. Trousseau a publié une observation déjà citée plus haut de variole confluente avec érysipèle dans le décours de la maladie, où il a cru devoir arrêter la marche de cette dernière complication en badigeonnant la surface érysipélateuse avec une mixture composée suivant la formule que voici :

Éther sulfurique..........	50	grammes.
Camphre.................	30	—
Tannin..................	10	

L'éther se volatilise, dit M. Trousseau, et le cam

phre, mélangé au tannin, forme une espèce de bandage compressif et médicamenteux qui a l'excellent effet de limiter l'érysipèle et d'empêcher sa progression funeste.

L'anasarque et les épanchements séreux dans les cavités splanchniques seront traités par les amers et les toniques, les martiaux, les préparations de quinquina et de digitale (celles-ci employées *intùs* et *extrà*), les frictions aromatiques, etc.

Tels sont les moyens thérapeutiques les plus urgents et les plus habituellement employés dans les diverses complications de la variole. Nous aurions pu nous étendre davantage sur cette partie de notre travail; mais nous avons pensé inutile ou du moins superflu de rapporter des traitements depuis long-temps connus. C'est au progrès et non pas à la routine que le médecin intelligent doit s'adresser.

DES COMPLICATIONS DE LA VACCINE.

La *vaccine*, qui a rendu et rend encore de si grands services à l'homme, a trouvé de nos jours des détracteurs, avons nous dit au début de ce travail. Sur elle on vient assumer la responsabilité de graves maladies, et, sans songer à ses bienfaits, on voudrait bientôt nuire à sa vulgarisation.

L'idée de la *vaccination*, née en France en 1781 environ, ne s'est répandue que grâce aux publi cations d'un Anglais (1798). Jenner est le premier qui ait bien compris l'importance d'une semblable découverte.

Le virus vaccin se retire d'une pustule particulière qui se développe spontanément sur le pis des vaches. Cette éruption se nomme en anglais *cow pox* (variole des vaches). Les pustules renferment un liquide virulent appelé *vaccin*, lequel inoculé à l'homme détermine le bouton vaccinal.

Les effets de l'inoculation du vaccin sont le plus ordinairement très-bénins, et se réduisent à un faible mouvement fébrile qui accompagne le développement de la pustule.

Cependant la vaccine ne marche pas toujours aussi bénignement que nous venons de le dire; chacune des périodes peut être aggravée de complications plus ou moins fâcheuses, et ici, comme pour la variole, nous pouvons appliquer notre division.

En effet, le mouvement fébrile, principalement chez les adultes, est parfois très-intense; il y a de la céphalalgie, des frissons violents alternés avec de la chaleur, des douleurs épigastriques, des nausées, même des vomissements, de l'insomnie ou de l'assoupissement; le pouls est fréquent. Chez les enfants on a remarqué, en même temps qu'une fièvre vive, un délire aigu et des convulsions[1].

Après la complication constituée par une fièvre trop intense, viennent naturellement les anomalies qui peuvent se présenter dans le bouton vaccinal ou dans son développement.

Ainsi, on a vu des cas où, en dehors des boutons inoculés, il en apparaissait d'autres, plus ou moins éloignés, simulant une espèce d'éruption vaccinale confluente.

Cette complication ne doit pas effrayer le médecin et n'exige aucune intervention active. D'autres fois, le bouton vaccinal ne se développe pas à la suite de l'inoculation; néanmoins, on a vu un mouvement fébrile manifeste se montrer, et les individus avoir l'innocuité.

Des faits de ce genre ont une très-grande analogie avec les *variolæ sine variolis* des anciens. « Dans

[1] Rilliet et Barthez, T. II, p. 443.

certains cas très-rares, dit Fréd. Bérard, la vaccine présente le même phénomène. Elle se passe toute en une inflammation érysipélateuse qui ne se forme pas en bouton et ne devient pas un phlegmon suppurant. Le docteur Sacco a vu deux enfants vaccinés chez lesquels il ne se manifesta aucune pustule, mais seulement une tache rouge à l'endroit des piqûres ; elle s'étendit peu à peu et se convertit enfin, au dixième jour, en une grande et large aréole, avec le même gonflement du tissu cellulaire et la même marche, dans sa disparition successive du centre à la circonférence, que si le bouton eût existé. Des six piqûres faites à chacun de ces enfants, l'un n'en eut que deux qui produisirent cet effet, les quatre autres manquèrent ; le second en eut quatre qui réussirent de la même manière ; les deux autres n'eurent aucun effet.

» Ces deux enfants furent soumis à l'épreuve de l'inoculation variolique sans la moindre apparence d'infection, ce qui prouve qu'ils avaient eu la vraie vaccine sans bouton vaccinal proprement dit [1]. »

Une des complications les plus fréquentes est, sans contredit, l'inflammation locale. Ainsi, on voit, à la suite de piqûres nombreuses et le plus souvent trop rapprochées, les pustules s'enflammer, s'entourer d'une aréole érythémateuse. Jenner redoutait beaucoup cette

[1] Fréd. Bérard, Essai sur les anomalies, Montp., 1818.

inflammation, et, afin de la calmer, lotionnait les pustules avec l'eau blanche, ce qui nous paraît inutile.

De plus, le bras peut se tuméfier considérablement; à la suite, des foyers purulents se former sous les téguments et donner lieu à des abcès.

D'autres fois, l'érythème, excessivement prononcé, peut simuler une espèce d'érysipèle phlegmoneux, dont les conséquences ont été quelquefois excessivement fâcheuses. On a vu la gangrène envahir les boutons, lorsqu'ils sont nombreux. L'angéioleucite peut faire partie aussi du cortége des complications.

Tous ces phénomènes locaux n'existent pas sans être accompagnés d'un état fébrile assez marqué, avec un certain degré d'assoupissement et de douleur assez vive de l'aisselle. Comme toute irritation locale, la phlogose des pustules peut entraîner l'engorgement des ganglions voisins et par conséquent une adénite axillaire. Ces adénites sont très-douloureuses, et des abcès en dérivent quelquefois.

A la suite de ces complications relativement peu fréquentes qui suivent l'inoculation de la vaccine, nous trouvons la transmission possible d'une affection dégoûtante et terrible : nous voulons parler de la syphilis.

On voit à chaque instant les feuilles médicales s'occuper de cet important débat, et, partant, des hommes sérieux y apporter toute leur attention. Pour cette étude comme dans toutes celles de la Médecine, une bonne expérimentation détachée de toute idée préconçue doit servir à poser des jalons, dont l'observateur consciencieux, le clinicien habile se serviront utilement pour découvrir la vérité. Le vulgaire, qui est éminemment observateur pour tout ce qui l'intéresse, est excessivement prudent lorsqu'il s'agit des inoculations vaccinales. Il est vrai qu'il ignore la théorie, et que bien souvent, si vous l'interrogez, il ne saura d'où lui vient cette pusillanimité en face du virus. Il ne veut se laisser inoculer qu'avec un liquide emprunté à un enfant doué d'une santé exceptionnelle et presque impossible. Son instinct, dit M. Moutet, a devancé, à cet égard, les données de la science [1].

D'observations nombreuses recueillies avec soin, il résulte que la syphilis s'est montrée en même temps que la vulgarisation de la vaccine. Il est vrai qu'autrefois la première n'était pas nettement reconnue, mais cependant la thérapeutique l'avait décelée. M. Viennois cite, dans un mémoire intéressant sur la transmission de la syphilis par le vaccin, une observation du docteur Moseley, publiée en 1800, qui est ainsi conçue : « La gale vaccinale (*cow-pox itch*) est *une nouvelle maladie* qui, quoique différente de la gale commune, veut être traitée comme elle avec du soufre et du *mercure*. » Sans contredit, on peut très-bien voir dans ces lignes que l'observateur doute de la nature de la maladie qu'il avait sous les yeux.

[1] Moutet, Chronique du Montp. méd., octobre 1860, T. V.

Depuis long-temps on avait reconnu que le bouton vaccinal du syphilitique contenait les deux virus, et qu'on pouvait communiquer les deux maladies. De nos jours la transmission est démontrée, mais avec quelques restrictions: c'est ainsi que M. Viennois, écho de son maître, M. Rollet, n'admet la transmission de la syphilis par le vaccin que tout autant qu'il renferme du sang de syphilitique.

Sous ce point de vue, il est en complète contra diction, comme il le dit lui même, avec Hunter et M. Ricord. Combattre ainsi et d'une manière si hardie les opinions et les observations de ces illustres médecins nous paraît un peu téméraire. Cependant, en songeant à l'hérédité, on peut très bien admettre les faits observés par M. Viennois sur la transmission de la syphilis par le sang des syphilitiques.

Chez les individus vaccinés, d'après les données précédentes, nous pourrons donc voir la syphilis inoculée par un *virus vaccinal contaminé*, et, d'un autre côté, nous pouvons voir un *vaccin excellent* faire apparaître une syphilis latente par la secousse qu'il imprime à l'organisme.

Lorsque la transmission de la syphilis a lieu réellement, un chancre apparaît, c'est à dire que la pustule vaccinale devient rouge foncé, s'élargit, s'ulcère en un mot; puis vient le cortége des symptômes secon daires : angines, éruptions cutanées, etc., etc.

Si la vaccination n'a fait que provoquer la manifestation de la syphilis en portant vers la peau, nous aurons une éruption syphilitique générale bien manifeste, et les pustules vaccinales suivront la marche ordinaire.

Il découle de tout ceci que le praticien doit surveiller attentivement le choix du virus-vaccin, en soumettant l'enfant et les parents à un examen détaillé; qu'autant que possible il évitera de vacciner de bras à bras; car, dans ces cas, on a souvent du sang mélangé au pus vaccinal, et M. Viennois assure que c'est là la source de l'infection syphilitique [1].

Telles sont les idées de M. Viennois, que nous avons cru devoir analyser à cause de leur portée pratique et du petit bruit qu'elles ont fait dans le monde médical.

Cette question est loin, du reste, d'être définitivement résolue. Tandis que M. Viennois reconnaît au virus vaccin une aptitude spéciale à se rendre le véhicule du virus syphilitique, deux médecins de Saint-Pétersbourg, MM. Lukomsky et Jeltsineski, en font, au contraire, un agent de guérison de cette dernière diathèse [2]; ce qui prouve, dit M. Moutet, que toute théorie a des faits à son service.

Si l'observation clinique se prononce en faveur des idées de M. Viennois, il n'y aurait pas de motif pour qu'on ne vît apparaître, comme complication de la

[1] Arch. gén. de med., octobre 1860. Transmission de la syphilis par le vaccin, T. I et II.

[2] Académie des sciences, seance du 27 août 1860.

vaccine, d'autres maladies spécifiques, telles que la rage, la morve, la pustule maligne, l'herpès, etc.

Nous terminerons ici ce rapide aperçu sur des travaux publiés tout récemment; nous n'avons pas cru devoir l'accompagner de critique personnelle, tant une bonne appréciation exige une longue expérience!

FIN.

Fautes essentielles à corriger.

Pag. 23, lign. 11, *au lieu de* compose, *lisez :* comprend
Pag. 30, lign. 5, *au lieu de* le plus, *lisez* le peu
Pag. 32, lign. 24, *lisez :* l'épiderme soulevé par les conduits sudorifères.
Pag. 34, lign. 6, *au lieu de* très peu sérieuses, *lisez* très-sérieuses
Pag. 44, lign 13, *au lieu de* se donner, *lisez :* s'adonner
Pag. 58, lign. 1re, *au lieu de* épileptiques *lisez :* épileptiformes

TABLE.

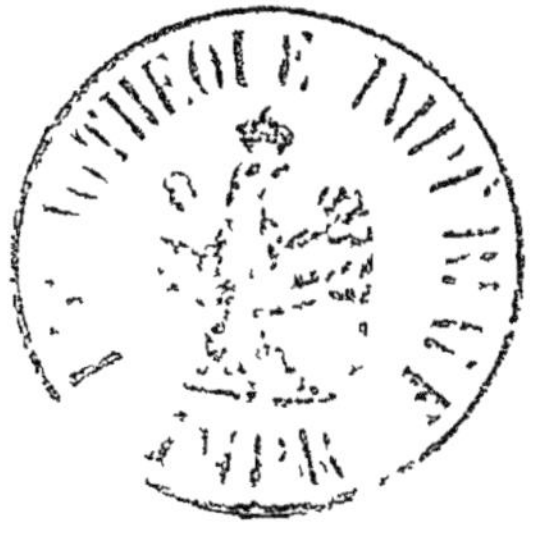

www.ingramcontent.com/pod-product-compliance
Ingram Content Group UK Ltd.
Pitfield, Milton Keynes, MK11 3LW, UK
UKHW012248240726
13966UKWH00004B/1344